QUELQUES CONSIDÉRATIONS

SUR LES

TUMEURS SYPHILITIQUES

DU MUSCLE STERNO-MASTOÏDIEN

ET LA MYOSITE DES NOUVEAU-NÉS

PAR

LE DR JULES BALLIVET

PARIS

LIBRAIRIE J.-B. BAILLIÈRE ET FILS

19, RUE HAUTEFEUILLE, PRÈS DU BOULEVARD SAINT-GERMAIN

1878

QUELQUES CONSIDÉRATIONS

SUR LES

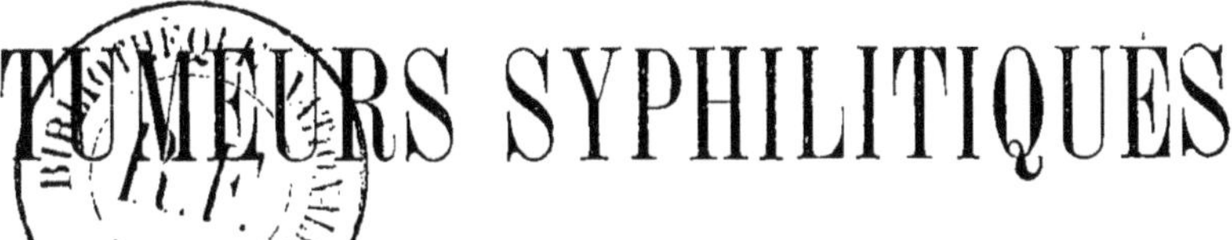

TUMEURS SYPHILITIQUES

DU MUSCLE STERNO-MASTOIDIEN

ET LA MYOSITE DES NOUVEAU-NÉS

PAR

LE DR JULES BALLIVET

PARIS

LIBRAIRIE J.-B. BAILLIÈRE ET FILS

19, RUE HAUTEFEUILLE, PRÈS DU BOULEVARD SAINT-GER

1878

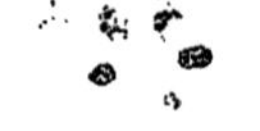

A LA MÉMOIRE

DE MA SŒUR

A LA MÉMOIRE

DU DOCTEUR FOUILLOUX

(DE SAINT-GENIS)

A MA FAMILLE

A MES AMIS

A

M. LE PROFESSEUR GAILLETON

MON PRÉSIDENT DE THÈSE

SUR

LES TUMEURS SYPHILITIQUES

DU MUSCLE STERNO-MASTOIDIEN

ET LA MYOSITE DES NOUVEAU-NÉS

HISTORIQUE. AVANT-PROPOS

C'est un syphiligraphe du seizième siècle, Théodosius, qui le premier a signalé l'action de la syphilis sur les muscles. Il paraît avoir très bien connu la rétraction musculaire d'origine syphilitique (*Theodosi Medicinales epistolæ*, 1553).

Longtemps après, Astruc donne une description très nette des gommes dans les muscles : « Quand la substance des muscles est infiltrée de virus, il survient des ganglions ou de petites tumeurs qui, en interceptant ou retardant le cours du sang, donneront lieu à une douleur rhumatismale tensive, pulsative, avec une tuméfaction manifeste et inflammatoire. »

Au commencement de ce siècle, Petit-Radel appela l'attention sur les myalgies syphilitiques, douleurs musculaires sans lésion, qui paraissent surtout dans la période secondaire. En effet, sous le nom de rhumatisme syphilitique, il décrit « toutes les douleurs superficielles qui, quoique errantes de leur nature, paraissent néanmoins sévir de préférence sur les membranes musculaires des extrémités et les articulations. » L'auteur s'efforce ensuite d'établir le diagnostic différentiel de ce rhumatisme syphilitique et du rhumatisme vrai.

Depuis cette époque, les faits de localisation musculaire de la syphilis se multiplièrent dans les livres et les recueils périodiques. Lagneau cite des exemples de contractures syphilitiques ; Ph. Boyer, Ricord, des observations d'indurations musculaires dont la nature syphilitique est incontestable. En 1846 paraît, dans les *Archives de Médecine*, l'analyse d'un Mémoire de Salomon sur une espèce particulière de tumeurs des muscles, dont l'auteur attribue le développement à l'infection syphilitique. Des quatre observations principales, trois paraissent peu concluantes : les malades ont succombé dans un état de cachexie profonde ; très probablement il s'agissait de dégénérescences sarcomateuses ou cancéreuses. Le quatrième fait est au contraire un très bel exemple de gomme du sterno-mastoïdien ; j'y reviendrai dans le cours de ce travail. La même année parut dans la *Gazette médicale* l'important Mémoire de Bouisson. C'est la première monographie complète sur la syphilis des muscles. A l'analyse des observations antérieures déjà nombreuses, l'auteur joint plusieurs observations personnelles, dont l'une particulièrement digne d'intérêt, est encore un exemple de tumeurs gommeuses développées dans les deux muscles sterno-mastoïdiens.

Cependant les lésions produites dans le tissu musculaire par cette singulière localisation de la syphilis, n'étaient encore que très imparfaitement connues. Bouisson avait surtout étudié le côté clinique de cette question. Ricord[1], examinant le tissu d'un muscle frappé de syphilis, conclut que la lésion consiste essentiellement en une sorte d'infiltration, de dégénérescence plastique. Lebert[2] donna, quelques années plus tard, une description anatomique de tubercules syphilitiques du cœur. Ricord et Lebert ont au fond très bien vu les deux lésions fondamentales de la syphilis musculaire, la gomme et la sclérose; cependant Virchow, inspiré sans doute de leurs descriptions anatomiques, présente une conception plus générale et plus complète des lésions que produit la syphilis dans les muscles. Ces lésions sont des inflammations, des myosites, et il y a deux espèces de myosites syphilitiques, l'une diffuse, étouffe la fibre musculaire dans une abondante production de tissu conjonctif, c'est la myosite fibreuse; l'autre, plus caractéristique, provoque le développement, entre les fibres musculaires de petites tumeurs nodulaires, très comparables aux syphilomes des viscères et du tissu cellulaire, c'est la myosite gommeuse. Le plus souvent, les deux inflammations naissent et évo-

[1] Ricord, *Gaz. des hôp.*, 1845. Iconographie, pl. XXVIII bis, fig. 1.
[2] Lebert, *Anat. path.*, t. I, pl. LVIII. fig. 5

luent simultanément dans le même muscle ; mais il n'est pas très rare d'observer l'une ou l'autre isolément[1].

En 1850, Notta reprend l'étude des rétractions musculaires syphilitiques ; il démontre la singulière prédilection de ces rétractions pour l'extrémité inférieure du muscle biceps du bras. Parmi les leçons cliniques de Nélaton, qu'a publiées la *Gazette des Hôpitaux*, il en est une (1858) spécialement consacrée aux tumeurs syphilitiques des muscles. Le grand chirurgien insiste sur le diagnostic de ces sortes de tumeurs, diagnostic qui parfois présente de sérieuses difficultés ; l'un de ses malades portait une gomme du sterno-mastoïdien. M. Rollet, dans son traité des maladies vénériennes, consacre un excellent chapitre à la syphilis musculaire ; il en résume les principales manifestations aux deux périodes de la diathèse. Pour le syphiligraphe lyonnais, les phénomènes de rétraction qu'on observe dans certains muscles, le biceps surtout, ne sont pas purement fonctionnels ; ils ont toujours pour cause une lésion anatomique capable de les expliquer.

Je passe sous silence un certain nombre d'observations isolées ; on en trouvera l'indication dans la thèse de concours de M. Després[2], cette thèse date de 1866 ; elle présente l'état de la question à cette époque. En effet, l'auteur donne un grand développement à l'étude des tumeurs syphilitiques des muscles. Depuis cette thèse jusqu'aux leçons de M. Mauriac sur les myopathies syphilitiques

[1] Virchow, *Syphilis constitutionnelle et Traité des Tumeurs.*
[2] Després, *Des Tumeurs des muscles.* Thèse d'agrégation. 1866.

en général [1] la plupart des travaux consacrés à la syphilis des muscles portent sur quelques points spéciaux; telles sont les belles leçons de M. Fournier sur les glossites tertiaires, la thèse de Hugonneau sur la glossite syphilitique interstitielle. En Angleterre, pendant ces dix dernières années, il a été publié un nombre relativement considérable d'observations de gommes du sterno-mastoïdien ; quelques unes, développées chez des nouveau-nés. Cette localisation de la syphilis congénitale dans le muscle sterno-mastoïdien a même soulevé parmi les syphiligraphes anglais, une question fort intéressante de diagnostic différentiel.

Au début de mes études médicales, j'eus précisément l'occasion d'observer à l'hôpital des Enfants-Malades, plusieurs exemples de ces tumeurs du sterno-mastoïdien chez des nouveau-nés. L'interprétation de ces tumeurs et le diagnostic de leur nature a présenté plus d'une difficulté. Depuis, M. Blachez a publié ces observations dans la *Gazette Hebdomadaire*, et les a fait suivre de considérations fort intéressantes. Cette année, à Lyon, dans le service de M. le professeur agrégé Poncet, suppléant M. le professeur Ollier, j'eus la bonne fortune d'observer chez un adulte un nouveau cas de tumeur du sterno-mastoïdien, cette fois évidemment syphilitique. J'étais à la recherche d'un sujet pour ma thèse inaugurale. J'ai pensé qu'il serait peut-être utile de rassembler les observations éparses et nombreuses déjà de lésions syphilitiques du

[1] Mauriac. Sur les Myopathies syphilitiques. (*Annales de syphiliographie et de dermatologie.*)

sterno-mastoïdien, de les étudier à nouveau, d'y joindre celles que j'ai pu rencontrer moi-même ; de rapprocher de ces tumeurs incontestablement syphilitiques celles qu'on observe parfois chez les nouveau-nés et de présenter ainsi une sorte de travail d'ensemble sur la syphilis du muscle sterno-mastoïdien, et la myosite des nouveau-nés. Assurément le sujet n'est point vaste : il n'en sera que mieux approprié à mes forces et peut-être aura-t-il quelque intérêt si le résultat répond à mes efforts.

ÉTIOLOGIE

On connaît mal les causes qui déterminent la localisation dans le système musculaire des lésions syphilitiques tertiaires.

Bouisson conclut de ses observations personnelles et de celles qu'il a rassemblées qu'on ne peut mettre en cause ni la forme ni l'intensité de la syphilis.

Nélaton pensait au contraire que la gomme musculaire est l'indice d'une intoxication profonde et d'une forme grave de la maladie. Pour ce qui est du sterno-mastoïdien, la plupart des malades atteints d'indurations syphilitiques de ce muscle avaient déjà subi des accidents sérieux et présentaient une altération notable de l'état général.

C'est d'ailleurs bien à tort que quelques auteurs, entre autres Salomon, ont incriminé le traitement spécifique et particulièrement le mercure.

Tous les muscles ne sont point indifféremment frappés.

La plupart des auteurs qui ont écrit sur la syphilis musculaire, Bouisson, Virchow, Notta, Mauriac n'ont pas manqué de faire remarquer la prédilection manifeste des gommes et des myosites spécifiques pour les muscles actifs, dont les contractions sont fréquentes et soutenues. Ainsi la rétraction syphilitique est surtout observée dans le muscle biceps, le plus actif des muscles du bras.

Il n'a pas été fait de statistique pouvant servir à apprécier la fréquence des productions gommeuses dans les différents muscles. Cependant il ne me paraît pas douteux que le sterno-mastoïdien ne tienne le premier rang parmi les muscles le plus fréquemment atteints. Ce muscle en effet est un des plus actifs de tout le système musculaire : il constitue l'agent indispensable aux mouvements de rotation de la face et à l'équilibre de la tête sur la colonne cervicale. Dans toutes ces déviations et ces inclinaisons physiologiques le point fixe est représenté par les deux chefs sternal et claviculaire ; peut-être est-ce-là l'explication la plus plausible de la fréquence beaucoup plus grande des lésions syphilitiques dans l'extrémité inférieure du muscle sterno-mastoïdien. Enfin il n'est pas impossible que les tiraillements, les contusions de la région cervicale, pendant un accouchement difficile, soient une des causes de cette singulière localisation de la syphilis congénitale.

Cette question sera d'ailleurs plus complètement étudiée à propos du diagnostic différentiel.

I

TUMEURS SYPHILITIQUES DU STERNO-MASTOIDIEN

SYMPTOMATOLOGIE

— La tumeur ne commence jamais à apparaître que plusieurs années après le début des accidents syphilitiques. Généralement il y a coexistence d'autres manifestations de la diathèse, circonstance qui met heureusement sur la voie du diagnostic.

—Le siège est toujours le même ; ce sont les extrémités, et, dans presque t ous les cas, l'extrémité inférieure qui sont atteintes, particularité signalée par Virchow à propos des gommes des muscles en général.

— La forme est assez constante; quand la tumeur est peu volumineuse et qu'elle ne dépasse guère les limites de l'insertion inférieure, elle est régulièrement arrondie et paraît faire saillie entre les deux faisceaux du muscle, simulant à s'y méprendre un engorgement ganglionnaire. Si la tumeur est volumineuse, elle se développe aux dépens du muscle dans la direction de ses fibres ; elle a alors plutôt l'apparence d'un cordon renflé que celle d'une véritable tumeur. Mais le plus souvent, on trouve au point de départ du néoplasme une saillie plus marquée, qui en forme la base. Partant de la poignée du sternum, la tumeur peut s'étendre dans les deux muscles à la fois, comme le prouvent les observations de Bouisson et du Dr Siry.

— Le volume est plus ou moins considérable et dépend de l'âge de la tumeur. Celle-ci peut être une simple nodosité à peine appréciable ; elle peut aussi acquérir le volume d'une orange (Bouisson). Elle peut n'envahir que le quart, le tiers de la longueur du muscle, comme elle peut l'envahir tout entier, le tripler de volume et en gêner la fonction. Quand la tumeur augmente, ce n'est jamais qu'aux dépens du diamètre vertical du muscle : la gaîne aponévrotique forme une barrière à l'extension dans les autres sens.

— La consistance est nécessairement variable suivant la période d'évolution, d'une dureté fibreuse et tranchant sur la mollesse des fibres musculaires restées saines ; à la période d'état, cette consistance fait place à la période de ramollissement, à une sentation de mollesse voisine de la fluctuation. Enfin de l'état fibreux la production peut passer à l'état subcartilagineux, cartilagineux, osseux. (Bouisson.)

— Au point de vue de leur mobilité, les gommes du sterno-mastoïdien sont soumises à la même loi que les autres tumeurs des muscles : dans le relâchement, la tumeur est mobile dans le sens latéral ; dans la contraction elle devient immobile et s'efface un peu.

— Tant que dure la période stationnaire, le néoplasme jouit vis-à-vis des organes voisins de la même indépendance que le muscle lui-même ; il se déplace sous la peau avec une grande facilité. Si la gomme se ramollit et s'il s'établit sur ses limites un travail inflammatoire, prélude de l'ulcération, la peau s'amincit, prend une couleur violacée, devient adhérente.

— Ces tumeurs passent par trois phases successives :

1° Épanchement plastique au milieu des faisceaux musculaires ;

2° Ramollissement ;

3° Ulcération.

Une autre terminaison possible, c'est l'induration ossiforme. (Obs. I, Bouisson.)

— Les symptômes fonctionnels sont peu marqués, surtout au début. Quand la douleur existe, elle est sourde, irrégulière, sans exacerbation nocturne. Les tumeurs peu volumineuses sont sans effet sur la contraction du muscle. Il n'en est plus de même si le néoplasme atteint à des dimensions considérables. Mais en général, l'impuissance du sterno-mastoïdien et l'attitude vicieuse de la tête sont le résultat de l'ulcération de la tumeur et de la destruction des fibres musculaires. Rarement on a noté des phénomènes de compression graves.

Telle est, en résumé, la symptomatologie de la lésion. Cette description est très incomplète ; aussi est-il indispensable de la reprendre et d'entrer à propos de quelques symptômes dans des développements plus étendus. J'ai pensé donner plus d'intérêt à cette étude en rapprochant de la description les faits eux-mêmes sur lesquels elle s'appuie, c'est-à-dire en mettant en regard des symptômes les observations propres à les justifier.

Apparition de la tumeur. « On s'accorde, dit Mauriac,

à considérer les myopathies gommeuses comme un des accidents les plus tardifs de la syphilis ; mais la syphilis n'obéit pas toujours dans son évolution aux lois absolues qu'on a voulu lui imposer. » Et à ce propos, il cite trois ou quatre cas de gommes musculaires précoces. Les malades adultes dont je vais rapporter les observations n'ont jamais vu apparaître leur tumeur que plusieurs années après le développement des premiers accidents de la vérole. Bouisson ne spécifie pas la date à laquelle son malade eprouva les premières manifestations ; mais d'après les antécédents indiqués dans l'observation, il est manifeste que l'affection ne se montra que de nombreuses années après. Le malade de Salomon avait déjà subi des traitements mercuriels répétés, et c'est à l'issue d'un de ces traitements que son sterno-mastoïdien se prit. La femme qui fit le sujet de la clinique de Nélaton, se rappelait avoir eu une éruption de roséole plusieurs années auparavant. Dans le cas rapporté par le Dr Mauriac, quatre ans, et dans celui du Dr Siry, dix-sept ans, s'étaient écoulés depuis l'infection. Chez deux malades observés à Lyon, l'intervalle a été de quatre et de seize ans. Il n'en serait pas de même chez les nouveau-nés, comme tendent à le démontrer les faits de Clarke et de Taylor.

En effet, il s'agit, comme on le verra, de deux enfants dont l'un fut observé à l'âge de deux mois et l'autre à l'âge de quatre semaines. Le premier présentait, avec sa tumeur du sterno-mastoïdien, une éruption rouge sèche sur les fesses dont Hutchinson a affirmé la nature syphilitique. Le deuxième venait de naître de parents syphilitiques et était affecté aussi d'une éruption secondaire spécifique et d'une tumeur du sterno-mastoïdien. Ainsi chez les nouveau-nés, l'affection serait précoce et elle offrirait de particulier sa coïncidence avec une éruption secondaire. Il faut ajouter cependant que dans ces cas on a affaire à une myosite interstitielle plutôt qu'à une véritable tumeur gommeuse...

Siège, volume, forme. — La tumeur occupe indistinctement le sterno-mastoïdien droit ou le gauche. Dans deux cas elle fut symétrique. A ce dernier point de vue, les observations de Bouisson et du Dr Siry sont intéressantes. En effet, les auteurs anglais, et en particulier Hutchinson, soutiennent que toutes les maladies qui appartiennent à la période secondaire sont symétriques ; tandis qu'au contraire l'asymétrie serait un des caractères les plus constants de la syphilis tertiaire.

C'est là une proposition fort exagérée, ainsi que le montrent les faits que je citerai.

L'observation si complète de Bouisson mérite de figurer la première parmi toutes les autres ; car elle résume à elle seule les principaux symptômes des gommes du sterno-mastoïdien à leur période d'état. Elle peut être citée comme un exemple du siège qu'occupent ces tumeurs, de la forme habituelle qu'elles affectent et du volume considérable qu'elles peuvent acquérir. Cette tumeur est volumineuse au point de gêner la respiration du malade. Ses deux chefs vont se perdre dans une portion commune beaucoup plus saillante qui occupe la face antérieure de la poignée du sternum. Nous verrons en effet dans la plupart des cas la tumeur envahir le sternum ou la clavicule. Une fois, la lésion occupe les deux tiers internes de la clavicule et le muscle renferme deux gommes, l'une à 6 centimètres de son insertion sterno-claviculaire, l'autre au niveau de sa division en deux chefs. (Voir obs. V). Dans l'observation rapportée par Mauriac, la tumeur occupe les deux insertions inférieures du muscle et s'étend de là sur la clavicule et la fourchette du sternum ; enfin chez la malade du docteur Siry, on verra la saillie se prolonger sur la face antérieure du sternum dans une étendue de 6 à 7 centimètres. Les caractères extérieurs de la tumeur, sa forme allongée dans le sens des fibres musculaires, la régularité de sa surface, la dureté de sa consistance, sa mobilité dans la contraction ont une importance sur laquelle il est nécessaire d'insister ; car ils sont la clef du diagnostic.

Observation I. — *Tumeur syphilitique des deux muscles sterno-mastoïdiens.* (Bouisson, *Gazette méd.*, 1846). — J.-B. Ser..., de Montpellier, âgé de 55 ans, d'une constitution détériorée par des privations, des chagrins prolongés et par diverses maladies qui se sont succédé, s'est présenté à mon observation le 25 janvier 1845. Dans son enfance, il a été affecté d'une hématurie qui a disparu après une durée de plusieurs mois. Dans sa jeunesse, il eut une blennorrhagie qui fut imparfaitement traitée et qui se compliqua d'abord d'épididymite et plus tard d'une irritation très douloureuse et prolongée du col de la vessie. Pendant plusieurs années, le malade rendait avec difficulté des matières glaireuses et présentait les divers symptômes rapportés au catarrhe vésical. Délivré de cette indisposition par plusieurs moyens dont il n'a pu me rendre compte, Ser... s'exposa de nouveau à contracter la syphilis et fut atteint de blennorrhagie et de chancres au gland. Un traitement abortif ayant fait disparaître promptement ces symptômes, Ser... se crut guéri et ne subit aucun traitement général.

Plusieurs années après survinrent une éruption syphilitique sur le cuir chevelu, une ulcération considérable au voile du palais et des douleurs ostéocopes. Le malade se décida à entrer à l'hôpital général de Montpellier où il fut méthodiquement traité par la méthode de Van Swieten, la tisane de salsepareille, les bains de sublimé. Deux des symptômes indiqués cédèrent rapidement, mais les ulcérations du voile du palais exigèrent beaucoup plus de

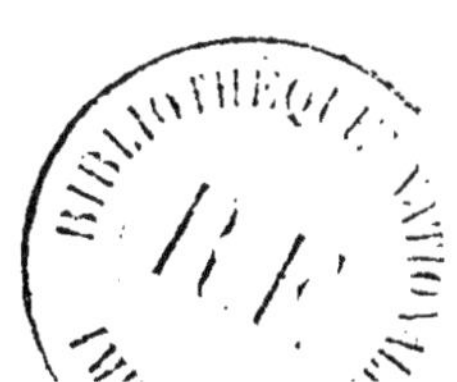

temps. Ser... quitta l'hôpital avant leur cicatrisation complète; aussi lorsque l'influence du traitement eut cessé de se faire sentir, le travail destructeur qui s'était manifesté dans l'arrière-bouche recommença-t-il avec une activité nouvelle; le voile du palais fut découpé d'une manière fort inégale par l'ulcération vénérienne, la luette tomba, les amygdales participèrent à l'affection qui ne respecta pas non plus la paroi postérieure du pharynx et envahit même l'ouverture glottique. Ser... perdit sa voix, qui ne consista plus qu'en une prononciation sourde et nasonnée. Il fut obligé de recommencer un traitement général et local. Des préparations d'or furent administrées; des gargarismes d'abord émollients, plus tard alumineux, furent employés; quelques symptômes de phtisie laryngée s'étant manifestés, le malade fut soumis au régime lacté. Ces divers moyens amenèrent une amélioration réelle mais temporaire.

Quelques mois après leur suspension, le malade s'aperçut du développement d'une tumeur sur la partie antérieure du cou, en même temps que des douleurs se réveillaient dans les os des membres. Ne soupçonnant pas la nature syphilitique de ces nouveaux symptômes, Ser... ne s'en préoccupa que lorsque la tumeur du cou eut acquis un volume déjà considérable et qu'elle commença à gêner la respiration. C'est alors qu'il vint me consulter. Voici dans quel état je trouvai cette tumeur :

Sa partie la plus volumineuse correspondait à la poignée du sternum, au niveau de l'insertion des muscles sterno-mastoïdiens; elle avait dans ce point le volume d'une orange et paraissait un peu bilobée, chaque lobe correspondant lui-même à l'extrémité inférieure des muscles désignés. L'extrémité supérieure de chaque lobe se prolongeait dans la direction du muscle sterno-cléido-mastoïdien à peu près jusqu'à la hauteur de l'os hyoïde. Le muscle était triplé de volume de chaque côté et faisait par conséquent un relief considérable. L'ensemble de la tumeur représentait une sorte de corde demi-elliptique renflée au point de jonction, qui correspondait au sternum.

Cette tumeur était d'une dureté remarquable, surtout au niveau de son prolongement le long du cou; elle n'offrait, au reste, aucune trace de fluctuation ni de disposition lobulée de densité inégale. Aucun battement ne s'y faisait sentir et la peau qui la recouvrait ne présentait ni adhérence ni coloration anormale. La portion libre des sterno-mastoïdiens était seule contractile, mais une raideur complète empêchait la contraction de la moitié inférieure de ces muscles, et cette disposition gênait les mouvements du cou, particulièrement ceux de flexion. Au reste, il y avait peu de sensibilité à la pression et la douleur spontanée qui s'y manifestait n'était ni pulsative comme dans les douleurs inflammatoires, ni lancinante comme dans le cancer. C'était une douleur sourde et contusive comme celle que la syphilis détermine dans la périostose et s'exaspérant dans la nuit et les temps humides.

Traitement. — Frictions avec 4 gr. de pommade d'hydriodate de potasse et 50 cent. d'iodure de potassium à prendre dans 120 gr. d'infusion de saponaire.

Huit jours après l'emploi de ce traitement il existait déjà une amélioration sensible. La résolution de la tumeur avait commencé à s'opérer ; l'iodure de potassium fut porté à la dose de 75 cent. par jour. Dès le vingtième jour la tumeur avait diminué de moitié, et son décroissement suivit une proportion uniforme à mesure que l'influence spécifique et résolutive de l'iodure de potassium se prolongea. Un mois après le commencement de son administration, la portion sternale de la tumeur avait complètement disparu. Les muscles sterno-mastoïdiens avaient repris leur volume primitif, mais leur tiers inférieur était resté tellement dur qu'on aurait dit qu'un noyau osseux occupait leur centre. Je pense, en effet, que telle était la cause de la sensation perçue pendant l'exploration.

J'ai cru devoir continuer l'usage de l'iodure de potassium, à la dose de deux grammes par jour, pendant un mois ; après la guérison de cette remarquable tumeur et, jusqu'à présent, il ne s'est manifesté aucun signe de récidive. Le malade paraît complètement rétabli et ne présente aucun autre symptôme de son ancienne syphilis.

Dans le cas qui vient d'être rapporté, la nature syphilitique de la tumeur musculaire a été démontrée non-seulement par les antécédents du malade, mais par les phénomènes particuliers de la guérison.

Cependant la tumeur ne se présente pas toujours avec une forme régulière. Elle peut en outre siéger à l'extrémité mastoïdienne du muscle comme chez le malade de Salomon. C'est le seul cas, il faut le reconnaître, où le néoplasme ait débuté du côté de l'insertion supérieure. Plus tard, la nodosité primitive apparue derrière l'oreille se transforma, selon l'expression de l'auteur, en une tumeur allongée et bosselée, qui s'étendait jusqu'à un demi-pouce au-dessus de la clavicule. Il est probable que ce n'était pas une véritable transformation, mais que plusieurs gommes peu volumineuses s'étaient formées et juxtaposées comme cela arrive dans la langue ; ce que Ricord a exprimé d'une façon pittoresque en disant que la « langue est comme rembourrée de noisettes. » Le muscle peut aussi renfermer plusieurs gommes et donner à la palpation la sensation d'une tumeur inégale avec des saillies et des dépressions. Il importe de connaître la possibilité d'une semblable disposition, de peur de confondre cette production syphilitique intra-musculaire avec un chapelet de ganglions hypertrophiés ou dégénérés. L'erreur sera facilement évitée si l'on tient compte des autres signes indiquant la nature syphilitique de la tumeur et son siège dans le muscle lui-même. C'est ce que je m'efforcerai de prouver quand je traiterai du diagnostic différentiel.

Observation II. — Salomon, *Archives de médecine*, 1846, t. XI, p. 100. — Un garçon menuisier, âgé de 44 ans, d'une bonne constitution, d'un tempérament sanguin, fort adonné aux femmes, et qui avait eu plusieurs fois la chaude-pisse et des chancres, et avait subi des traitements mercuriels, fut pris, à l'issue d'un de ces traitements, de la maladie suivante :

Une petite tumeur arrondie, indolore, mobile, apparut derrière l'oreille gauche : on la prit pour une glande engorgée sous l'influence du traitement mercuriel, et on n'y fit pas attention. A l'époque où M. Salomon vit ce malade, elle s'était transformée en une tumeur allongée, bosselée, qui commençait immédiatement au-dessous de l'apophyse mastoïde, s'étendait dans la direction du muscle sterno-mastoïdien jusqu'à un demi-pouce au-dessus de la clavicule ; elle ne déterminait pas de douleur, mais gênait le malade au point de le forcer à avoir toujours la tête penchée à gauche. Quelques semaines plus tard, le malade vint demander à être traité et alors, dans l'intervalle des bosselures, deux points s'étaient ramollis, la tumeur avait été le siège d'élancements fugaces et rares. Il était survenu aussi de l'obscurcissement dans l'œil gauche, un peu de surdité du même côté, ainsi que de la sécheresse dans la narine. D'après l'avis de M. Lagenbeck, qui fut consulté, on plaça un séton volumineux le long du bord postérieur du muscle sterno-mastoïdien. On donna à l'intérieur de la teinture d'iode; et comme le malade ne la supportait pas bien, on alterna avec la poudre de soufre doré et la ciguë; pour boisson, on prescrivit une décoction de bois sudorifiques. Au bout de deux mois, la tumeur était manifestement diminuée; on continua le traitement en y joignant des frictions mercurielles. Comme il survint alors quelques douleurs dans la tumeur, et qu'il y avait de la céphalalgie, on appliqua quelques sangsues à la nuque et à la tempe gauche, et on administra des purgatifs salins. Au bout de quatre mois, la tumeur avait diminué des deux tiers; et bien que ce muscle sterno-mastoïdien fût encore raide comme une planche, les bosselures et les points ramollis avaient disparu. Mais il restait encore une tumeur élastique au-dessus de la clavicule et une autre très dure du volume d'un œuf de pigeon, sur l'apophyse mastoïde. Comme le séton ne donnait plus guère, on fit faire, le long du sterno-mastoïdien, des frictions avec la pommade stibiée. L'éruption qui en résulta fut amenée à suppuration. Sous l'influence de celle-ci, la tumeur disparut et le sterno-mastoïdien reprit ses propriétés normales. Il ne restait que la tumeur sus-claviculaire et celle de l'apophyse mastoïde : la première, étant molle et fluctuante, fut incisée et donna issue à une certaine quantité de pus louable ; après cette évacuation, elle disparut rapidement. La deuxième diminua rapidement sous l'influence de frictions résolutives.

Évolution. — La lésion met toujours un certain temps à acquérir son summum de développement ; au début elle n'a rien de spécifique et ne présente que les caractères d'une myosite chronique. C'est d'abord une induration mal limitée, à peine appréciable au malade lui-même ;

puis elle augmente insensiblement, se circonscrit sans cependant offrir des contours qui permettent de la limiter avec précision. En un mot, c'est moins une tumeur qu'un gonflement se rattachant à la forme du muscle. La tumeur est alors à la période d'état.

Période d'état. — Sa durée est indéterminée. Ainsi la tumeur peut commencer à se ramollir en se développant comme elle peut rester dure pendant plusieurs années. C'est à ce degré qu'on l'observe le plus souvent, et qu'il est le plus facile de la reconnaître. En effet la peau est encore saine, il n'y a pas d'adhérence avec les organes voisins et le muscle conservant ses rapports normaux, on voit facilement que la tumeur est enfermée dans sa gaîne et fait corps avec lui. La malade que j'ai observée dans le service du professeur Gailleton m'a paru offrir un cas type de gomme du sterno-mastoïdien à cette période.

Observation III. — *Service de M. le professeur Gailleton.* — Thion Jeanne-Marie, âgée de 42 ans, a contracté la syphilis, il y a 16 ans, en allaitant un nourrisson syphilitique. — Elle a vu d'abord apparaître une ulcération sur chaque mamelon, — puis des manifestations ont éclaté du côté de la bouche, de la vulve et de la peau. Traitement purement externe. Au bout de 4 mois, elle vint faire aux Chazeaux un séjour de 7 semaines. Elle en sortit guérie. Aucune récidive pendant deux ans. Plusieurs fausses couches. Après la première de ces fausses couches, apparition d'une syphilide pustulo-crustacée sur l'épaule et le dos.

Il y a 4 ans, la malade vient pour la seconde fois à l'Antiquaille pour faire soigner sa syphilide. 15 jours de traitement par l'iodure de potassium suffisent pour la guérir. 15 jours après sa sortie, nouvelles pustules sur le front et le cuir chevelu. Il y a deux ans, apparition de tumeurs à la partie supérieure de la jambe droite. Un an après, apparition d'une tumeur à la partie inférieure de la région sterno-mastoïdienne ; il y a six mois, nouvelles tumeurs sur les régions lombaire et dorsale.

Des tumeurs de la jambe la plus ancienne ; survenues il y a

deux ans, occupent la partie externe de la jambe ; elle est très volumineuse, ovoïde à grand axe vertical ; elle est très adhérente aux parties profondes.

La deuxième occupe la partie postérieure de la jambe; elle commence au-dessus du mollet et finit dans le creux poplité. Son volume est d'une grosse orange; elle jouit d'une mobilité très grande sur les parties profondes et sous la peau.

Deux autres sont situées dans la région antéro-interne de l'extrémité supérieure. Leur volume est moins considérable, mais leurs caractères sont les mêmes.

Entre le bord spinal du côté droit et la colonne vertébrale, autre tumeur ovoïde à grand axe vertical, du volume d'un gros œuf de dinde, de consistance médiocre, très mobile sous la peau et douloureuse à la pression. Une autre plus petite à la partie inférieure de la région dorsale gauche, une autre dans la fosse sous-épineuse.

A la partie inférieure de la région sterno-mastoïdienne droite, entre les deux chefs du sterno-mastoïdien, on voit une tumeur ovoïde à grand axe, dirigé de bas en haut et un peu de dedans en dehors.

Au moment où je vois la malade, la tumeur a déjà bien diminué de volume grâce à l'iodure de potassium; on dirait un gros ganglion engorgé. Sa situation exacte est dans l'épaisseur du faisceau interne du muscle. La preuve en est la suivante : 1° la peau est très mobile sur la tumeur; 2° la tumeur est mobile quand le muscle est dans le relâchement; elle est presque immobile dans l'état de contraction.

La consistance est celle d'une tumeur fibreuse ; on ne perçoit aucun point de ramollissement. La pression n'est pas douloureuse et les mouvements du cou ne sont pas gênés.

Observation IV. — *Communiquée par M. Gailleton.* — Mad. X..., veuve depuis deux ans, dit ne s'être jamais aperçue que son mari fût malade; quant à elle, elle déclare que sa santé a toujours été bonne jusqu'à ces dernières années.

Depuis trois ans, angines qui reviennent principalement pendant l'hiver. Ces maux de gorge disparaissent cependant avec une certaine facilité.

Elle a eu dans cette période des névralgies de la tête qui ont cessé actuellement.

Il y a un an, elle aurait reçu un coup assez violent sur la jambe gauche ; ce serait à son dire l'origine de sa maladie.

État actuel. — Sur la partie antérieure du tibia gauche, on constate une tuméfaction considérable et une couleur rouge vineuse étendue en nappe sur les faces antérieure et latérale de la partie moyenne de la jambe. Cette tumeur est molle au centre où l'on perçoit une fluctuation assez nette.

La peau, sur ce point, semble se déprimer et ne revient que lentement à son niveau primitif. Sur le pourtour, induration notable se fondant insensiblement dans le tissu voisin. Douleur à la pression.

La couche périostique du tibia est sensiblement tuméfiée.

Sur la cuisse gauche, à sa partie inférieure et un peu en dedans de la gaîne des vaisseaux, il existe une tumeur dure sous-cutanée, du volume d'une grosse amande, légèrement mobile.

Sur le bras droit, au milieu de la région deltoïdienne, tubercule volumineux, de couleur rouge sombre, qui s'élève au milieu d'une aréole également indurée et rouge sombre. Au centre du tubercule, croûte noire, assez adhérente.

Dans la région sus-claviculaire, un peu au-dessus de la clavicule, tumeur de la grosseur d'une amande située à la partie inférieure du sterno-mastoïdien. Cette tumeur dure, non fluctuante, fait corps avec le muscle. La malade n'accuse pas de douleur, mais seulement une gêne dans les mouvements.

Traitement. — 4 gr. iodure de potassium à l'intérieur.

A l'extérieur : emplâtres de Vigo sur les tumeurs et ensuite badigeonnages à la teinture d'iode. Bains sulfureux tous les deux jours.

Guérison à peu près complète au bout de six semaines.

Les deux observations que je viens de rapporter n'ont peut-être pas une importance égale à celles qui les précèdent ou qui vont suivre ; là en effet la lésion du sterno-mastoïdien n'est pas isolée, elle est comme perdue au milieu d'une foule d'autres manifestations syphilitiques tertiaires et n'a par ce fait d'autre intérêt que sa coïncidence avec des productions analogues. — Ces deux cas n'en sont pas moins es exemples de la prédilection de la syphilis pour le muscle sterno-mastoïdien.

Ramollissement. — Si la tumeur est abandonnée à elle-même, elle se ramollit après être restée stationnaire pendant un temps dont on ne peut prédire la durée. — Au premier degré le muscle était le siège d'un gonflement résultant d'un épanchement plastique d'apparence grisâtre au milieu des faisceaux musculaires décolorés. — Au deuxième degré le produit épanché se transforme en un liquide visqueux, filant, semblable à une solution de gomme. En même temps la consistance de la tumeur change et on perçoit en un point de la surface une sensation voisine de la fluctuation.

Pendant que cette transformation s'opère dans la tumeur, il se fait à sa périphérie un travail subinflammatoire: la peau rougit, adhère à la tumeur; les mouvements du cou sont un peu gênés, le malade se plaint de tiraillements, le long du muscle. Cet état si voisin de l'ulcération peut encore disparaître si le médecin intervient à ce moment, comme le démontre l'observation suivante du docteur Mauriac.

Observation V. — Dr Mauriac. *Myopathies syphilitiques. Annales de syphiliographie et de dermatologie.* — M. X... avait 26 ans lorsqu'il contracta vers la fin de 1872 une maladie vénérienne pour la première fois. C'étaient plusieurs petits chancres balaniques et préputiaux qu'on pansa avec de la charpie et du vin aromatique et qui furent rapidement guéris.

L'année suivante, en janvier et février 1873, survinrent des accidents consécutifs assez légers, tels que maux de gorge, alopécie, que je fus appelé à soigner au mois de mars. Je soumis le malade à un traitement spécifique. Depuis cette époque, je ne l'ai pas perdu de vue. Sa santé était alors assez bonne. Il avait eu, en 1868, une pneumonie gauche grave et une jaunisse. La première poussée de cette syphilis fut facilement guérie, mais l'état général des forces ne tarda pas à s'altérer. De nouvelles poussées superficielles se produisirent; elles restèrent presque toujours confinées sur la langue et dans la gorge. En 1874, laryngopathie, durée 3 ou 4 mois; pharyngopathie ulcéreuse grave. Je lui fis prendre les deux spécifiques sous toutes les formes. En 1876 (3e année de la syphilis), M. X... fut atteint d'une bronchite qui prit les allures d'un catarrhe chronique et ne tarda pas à s'accompagner d'un mouvement fébrile vespéral et de transpirations nocturnes très abondantes. Je constatai les signes physiques de petites excavations pulmonaires aux sommets et j'envoyai M. X... à la campagne, après lui avoir prescrit un traitement contre la tuberculisation pulmonaire. J'ai vu, en effet, plusieurs malades chez lesquels les bronches et les poumons sont devenus malades sous la seule influence de la syphilis. On aurait pu les croire atteints d'une tuberculose du poumon ordinaire, tandis qu'il s'agissait selon toutes les probabilités d'une syphilose de cet organe, puisque la guérison a eu lieu en même temps que celle de la maladie générale. C'est une question fort obscure et que je ne prétends pas résoudre ici. Toujours est-il que M. X..., après avoir passé plusieurs mois à la campagne, en revint très amélioré. Il toussait beaucoup moins et reprenait des forces. En novembre 1876, il éprouva des douleurs ostéocopes dans tous les membres, mais principalement dans le bras gauche ; puis il lui survint de l'onyxis à l'indicateur et au médius du même côté.

Au commencement de février 1877, M. X... s'aperçut fortuitement de l'existence d'une grosseur siégeant au niveau de l'insertion inférieure du sterno-cléido-mastoïdien droit; elle était diffuse, sans douleur spontanée ni à la pression, et ne causait aucune gêne dans les mouvements du cou. Peu de temps après, deux petites tumeurs semblables à des glandes se produisirent plus haut, sur le trajet du muscle, au-dessous de l'oreille, à 7 ou 8 centimètres de l'insertion mastoïdienne. Ces lésions, qu'on ne traita point, augmentèrent peu à peu et restèrent indolentes jusqu'au milieu de mars. Le malade, qui ne s'en était pas préoccupé jusque là, commença à y éprouver quelques douleurs et des tiraillements. Il vint me consulter le 26 mars 1877 (4e année de la syphilis).

Je le trouvai amaigri, pâle, avec une teinte terreuse, mais infiniment moins cachectique que lors de son départ pour la campagne, 8 ou 10 mois auparavant. Plus de sueurs ni de toux, digéstions excellentes. La tumeur sterno-mastoïdienne qui était survenue sans troubles prodromiques, occupait les deux insertions inférieures du muscle, s'étendait sur la clavicule et recouvrait une partie de la fourchette du sternum. Elle remontait le long du muscle, dont toute l'épaisseur était envahie par elle, jusqu'à une hauteur de 12 centimètres ; là elle se terminait brusquement en cône et elle mesurait $0^m,05$ de largeur à sa base et $0^m,04$ dans les autres points. Très dure et indépendante de la peau et du tissu cellulaire, dans presque toute son étendue, elle les avait envahis et s'était ramollie à sa base entre les deux branches de l'insertion du sterno-mastoïdien : là, on percevait de la fluctuation et les téguments étaient rouge-violacé, amincis avec de l'engorgement œdémato-plastique tout autour du foyer liquide qui ne s'était pas encore ouvert. Quant aux deux tumeurs situées plus haut, elles adhéraient à la peau et plongeaient dans le tissu cellulaire souscutané, mais n'avaient aucune connexion avec le muscle. Leur grosseur était celle d'une grosse noisette. L'une d'elles s'était ramollie ; on la sentait fluctuante ; la peau qui la recouvrait était rouge et amincie.

Chose curieuse ! quoique la moitié inférieure du sterno-mastoïdien droit eût été transformée en une grosse tumeur gommeuse, il n'existait que des troubles fonctionnels insignifiants.

Un peu de gène ; un peu de tiraillements, surtout quand il y avait de l'humidité dans l'atmosphère. La tête se mouvait dans tous les sens aussi bien qu'auparavant.

Telles étaient les seules lésions syphilitiques qu'eût le malade. Je fus étonné de ne plus trouver dans le poumon aucun foyer morbide bien caractérisé. Plus de craquements aux sommets ; pas de toux, ni de fièvre vespérale, ni de sueurs nocturnes. Je prescrivis 4 gr. d'iodure de potassium.

Le 31 mars, la tumeur sterno-mastoïdienne avait un peu disparu, mais surtout les deux tumeurs gommeuses sous-cutanées. Le malade se sentait beaucoup mieux. Le 12 avril (18e jour du traitement), les deux gommes avaient presque entièrement disparu, sans s'ouvrir. La tumeur sterno-mastoïdienne remontait moins haut et était moins large. Elle avait diminué d'un tiers environ. Même dureté ; la partie fluctuante s'était en partie résorbée ; aucun trouble fonctionnel ; appétit féroce ; retourdes forces; sommeil; rien de nouveau du côté de la poitrine.

Ulcération. — Virchow semble considérer l'ulcération des gommes des muscles comme un phénomène exceptionnel. Cette terminaison cependant n'est pas rare, si l'affection est négligée. Virchow, d'ailleurs, l'admet indirectement quand il dit que la plupart des observations d'abcès des muscles sont probablement des exemples d'abcès gommeux méconnus. Dans le cas particulier de tumeur syphilitique du sterno-mastoïdien, l'ulcération est certainement plus commune que dans tout autre localisation intra-musculaire. Parmi les faits à ma connaissance, quatre, c'est-à-dire, un tiers, sont des cas de gommes ulcérées. Le siège de la tumeur dans une région constamment soumise à une foule d'influences irritantes, toujours découverte, exposée au froid, aux coups, aux frottements des vêtements ; l'activité des muscles et sa fatigue incessante en raison des mouvements dont il est l'agent, telles sont sans doute les conditions qui favorisent l'ulcération par suite de la réaction subinflammatoire qu'elles déterminent dans la tumeur et dans les tissus qui l'entourent.

L'ulcère gommeux du sterno-mastoïdien n'offre rien de particulier quant à son aspect.

Ses caractères sont ceux des gommes ulcérées en général. Sa profondeur toutefois est considérable ; ce signe permet déjà de diagnostiquer une lésion musculaire et non sous-cutanée. La peau est décollée dans une certaine étendue, les bords sont entourés d'une auréole violacée, les parois sont taillées à pic et le fond sécrète une matière jaunâtre, bourbillonneuse caractéristique. Quand l'ulcération guérit, le fond se déterge, bourgeonne, s'élève peu à peu et se recouvre d'une cicatrice blanchâtre déprimée au centre. L'orifice d'entrée est quelquefois très peu large et comme fistuleux et ce n'est qu'à travers des décollements considérables que l'on arrive sur le fond.

Suppuration. — Elle est très rare; en général les gommes ne suppurent pas. Cependant on a vu des tumeurs syphilitiques à évolution rapide s'abcéder. L'observation de Salomon en est un exemple.

Induration du muscle. — On peut aussi voir le muscle se transformer en un cordon d'une dureté ligneuse au point que sa contractilité se trouve momentanément compromise. Témoin encore le malade de l'observation II dont le muscle présenta pendant longtemps la consistance et la raideur d'une planche.

Obs. VI. — Communiquée par M. le professeur agrégé Poncet.

L. Pierre, 34 ans, employé de commerce à Lyon, entre à l'hôpital, salle Saint-Sacerdos, pour une plaie assez étendue au niveau de la clavicule avec des décollements qui se prolongent sur le sterno-mastoïdien. Sa santé a toujours été très bonne; c'est un homme vigoureux et bien constitué qui ne présente pas trace de scrofule. Il y a quatre ans, dit-il, il prit un aphte à la lèvre inférieure en buvant dans un verre sale. Cela dura environ un mois. On le cautérisait avec le nitrate d'argent. C'était un chancre induré, après lequel, il présenta tout le cortège des accidents secondaires, plaques muqueuses au fond de la gorge, longtemps cautérisées, cédant à la fin aux insufflations de calomel ; roséole, chute de cheveux. Tout cela disparut ; il ne souffrait plus depuis quatre ans, lorsque cette année au mois de mars, à une époque où il se fatiguait beaucoup en travaillant et en s'amusant à la fois, il lui vint deux grosseurs, l'une sur la clavicule qui parut la première, et l'autre sur le trajet du sterno-mastoïdien. La tumeur de la clavicule augmenta graduellement : elle arriva à la grosseur de trois œufs, dit-il. Au mois de juin, sur le conseil d'un pharmacien, il la badigeonna avec de la teinture d'iode ; et, à partir de ce moment, son volume diminua et elle commença à se ramollir. Le ramollissement fut complet au mois de septembre, la plaie blanchit, s'ulcéra et donna d'abord issue à des masses jaunâtres, bourbillonneuses. Au bout de huit jours, les bords de la plaie étaient décollés.

Néanmoins le malade souffrait peu, travaillait beaucoup, jouait même au billard; l'agrandissement progressif de la plaie seul le fit entrer à l'hôpital. Il y entra le 23 octobre et on constata ce qui suit : il existait une vaste plaie au niveau des deux tiers internes de la clavicule gauche. Cette plaie, large de 7 centimètres, longue de 10 à 12, présentait un fond grisâtre, avec des masses semblables à des bourbillons. Les bords étaient d'une couleur violacée, anfractueux et taillés à pic, ils étaient décollés dans toute leur circonférence, et le stylet pénétrait au-dessous d'eux dans une certaine étendue. La plaie communiquait avec une fistule située entre les deux chefs du sterno-cléido-mastoïdien. Sur le trajet de ce muscle, à la portion inférieure, on sentait une masse assez résistante qu'on prit tout d'abord pour une gomme ganglionnaire de cette région. La clavicule était prise; elle était le siège d'une travail plastique qui avait doublé ses dimensions transversales au niveau de la plaie. On percevait très nettement cet épaississement en la saisissant entre les doigts. M. Poncet porte le diagnostic de gomme. Il réunit par une incision la plaie et le trajet fistuleux, sectionne la peau là où le décollement était considérable, puis il administre l'iodure de potassium à doses progressives en allant de 1 gr. à 6 gr. La plaie est pansée avec de l'onguent mercuriel. Les 24, 25, 26 et jours suivants, on voit la plaie s'améliorer notablement ; le décollement diminue et des bourgeons charnus de bon aspect comblent l'ulcération. La suppuration est abondante, et comme il s'est produit un décollement le long du sterno-mastoïdien, on incise le trajet et on se trouve en présence de deux gommes du sterno-mastoïdien situées très nettement dans le muscle, l'une grosse comme une noix à 6 centimètres de l'insertion sterno-claviculaire de ce muscle, l'autre plus petite vers la division de ce muscle en deux chefs. Les jours suivants on voit s'éliminer des masses semblables à des bourbillons.

5, 6, 7 novembre. La plaie diminue rapidement, les bords se recollent. Céphalalgie et coryza causés par l'iodure (5 gr.).

11 novembre. Les bords de la plaie claviculaire sont complètement recollés. Son étendue transversale n'est plus que de 3 1/2 centimètres. Longitudinalement, elle n'a plus que 6 centimètres. La cicatrisation marche rapidement. L'élimination des masses gommeuses du muscle est presque complète. La plaie a un très bel aspect rosé, le malade supporte bien son iodure. Pendant quelques jours on a donné une pilule de proto-iodure. Le malade peut sortir de l'hôpital.

Obs. VII. — Dr Siry. *Progrès médical.* La malade âgée de 32 ans avait probablement contracté la syphilis à l'âge de 17 ans dans les premiers mois de son mariage, puisqu'elle eut à cette époque des éruptions sans prurit sur les seins et à la partie interne des grandes lèvres et qu'elle accoucha d'un premier enfant mort-né à huit mois, puis d'un second qui ne vécut que six semaines et d'un troisième qui, après avoir commencé à dépérir vers son 70e jour, mourut à l'âge de seize mois. Plus tard, elle eut trois enfants dont la santé fut toujours bonne. Cette dame se porta bien jusqu'à l'âge de 31 ans environ, c'est-à-dire jusqu'à la 13e ou 14e année de sa syphilis. C'est alors qu'après avoir eu des rougeurs violacées dans la région sous-claviculaire gauche pendant sept mois, le tiers supérieur de la région sternale se tuméfia, puis les deux sterno-mastoïdiens se prirent et furent transformés, dans presque toute leur totalité, en deux cordons durs qui reproduisaient la forme et le volume du muscle. Un an après le début des accidents, une petite ulcération se montra sur le sterno-mastoïdien droit.

Le haut de la région sternale est dans une étendue de 6 à 7 centimètres, bombé, d'une résistance peu élastique à la pression et sans changement de couleur du tégument. Sur la partie inférieure du sterno-mastoïdien gauche, la peau est violacée, un peu amincie et adhérente aux organes sous-jacents, dans trois points de la superficie d'un gros pois. L'ulcération du sterno-mastoïdien droit, située à un centimètre au-dessus de son attache inférieure, est profonde de 5 millimètres au moins et douloureuse au toucher; elle revêt une forme ovalaire dont le plus grand diamètre, parallèle à la direction du muscle, mesure 3 centimètres. Les bords de cet ulcère sont décollés dans l'étendue d'un centimètre, très transparents, et son fond d'une consistance ferme et d'une coloration blanchâtre, sécrète un liquide séro-purulent.

La malade traitée par l'iodure de potassium fut guérie au bout do trois mois.

Ossification. — Bouisson[1] a admis que les tumeurs syphilitiques des muscles pouvaient s'ossifier. Il a cité des cas d'ossification de tendons et d'ossification musculaire multiple. Les tumeurs peuvent en effet s'indurer comme les périostoses et passer de l'état scléreux à l'état ossiforme. L'opinion de Bouisson ne repose pas seulement sur des constatations anatomiques : l'observation sur le vivant lui a permis de vérifier le fait précisément dans le cas cité (obs. I.) de tumeur du sterno-mastoïdien. En effet lorsque les deux muscles eurent repris leur volume primitif, leur tiers inférieur resta tellement dur qu'on aurait dit qu'un noyau osseux occupait leur centre. (Bouisson.)

Néanmoins, c'est là une terminaison extrêmement rare. Le fait de Bouisson est le seul à notre connaissance.

Troubles fonctionnels. La douleur est nulle ou peu marquée ; toutefois quand elle existe elle n'est ni vive ni lancinante, elle est sourde et contusive. Bouisson dit que l'état hygrométrique de l'atmosphère et les variations de température rendent ces tumeurs sensibles, il prétend aussi que la sensibilité des gommes musculaires s'accroît la nuit. Je n'ai pas pu vérifier la justesse de ces remarques chez les malades affectés de tumeur du sterno-mastoïdien.

La contractilité du muscle peut être compromise d'une façon passagère ou d'une façon permanente. Si la fibre musculaire n'est pas détruite, le muscle peut reprendre

[1] Bouisson, *Gaz. hebd.* 1846.

ses propriétés après la disparition de la tumeur. — Ainsi dans l'obs. I., la portion supérieure des sterno-mastoïdiens était seule contractile ; une raideur complète empêchait la contraction de la moitié inférieure, disposition qui gênait les mouvements du cou et particulièrement ceux de flexion. Dans l'obs. II., la tumeur gênait le malade au point de le forcer à avoir toujours la tête penchée à gauche, et le muscle resta longtemps raide comme une planche. (Salomon.)

Mais si la tumeur s'ulcère et qu'une partie des fibres musculaires soit détruite, on conçoit l'incurabilité d'une attitude vicieuse survenue dans ces circonstances, témoin un malade dont m'a parlé M. Gailleton, et qui était un exemple de torticolis cicatriciel consécutif à l'ulcération d'une gomme du sterno-mastoïdien. Toutefois, ces troubles fonctionnels sont rares et il faut pour les produire que la tumeur ait un volume assez considérable. — Dans les deux cas seulement de Bouisson et de Salomon, les mouvements de la tête furent très gênés ; mais cet état ne persista pas...

Il en est de même des accidents de compression ; ils sont très fréquents et la raison en est facile à saisir : la tumeur est contenue dans une gaîne à parois inextensibles ; donc elle ne peut se développer que dans le sens vertical. Cependant elle a pu acquérir un volume suffisant pour gêner dans un cas la respiration (obs. I.), et pour faire dévier la trachée dans un autre, comme dans l'observation suivante.

Observation VIII. — Nélaton, *Gazette des hôpitaux*, 1858 p. 22. — Une femme entre dans le service du professeur Nélaton à l'hôpital des cliniques, portant dans la région latérale droite du cou une tumeur qui présente les caractères suivants : elle est située sur le trajet du muscle sterno-mastoïdien, dont elle occupe presque toute la longueur, s'étendant obliquement et de dehors en dedans, depuis l'angle de la mâchoire jusqu'au sternum. Latéralement, elle sépare un peu les deux bords du muscle en avant et en arrière. Elle est solide, dure même et présente dans toute son étendue la même consistance. On ne perçoit en aucun point la moindre apparence de fluctuation ni de battements. Elle jouit d'une certaine mobilité sur les plans musculaires profonds du cou; mais cette mobilité est subordonnée aux conditions que voici : dans l'attitude du repos et quand le muscle sterno-mastoïdien est relâché, on fait très aisément mouvoir la tumeur à droite et à gauche ; mais on remarque alors que le muscle sterno-mastoïdien est entraîné lui-même dans ces mouvements. Si, au contraire, on fait contracter ce muscle, ou si on le fixe pendant qu'on cherche à déplacer la tumeur, celle-ci devient immobile. En un mot, il est aisé de se convaincre par cette double épreuve que la tumeur fait corps avec le muscle. Le chef supérieur du muscle et le faisceau claviculaire seuls s'en détachent; mais les trois quarts environ du sterno-mastoïdien sont confondus avec et dans la tumeur. La peau qui la recouvre sans paraître lui adhérer est cependant moins mobile et glisse moins facilement qu'à l'état normal. Dans une partie de son étendue, particulièrement en avant, elle est d'une rougeur érymatématheuse diffuse et assez mal limitée.

La malade ressent dans cette région des douleurs comme contusives qui se manifestent par crises irrégulières, à des heures indéterminées et indistinctement le jour comme la nuit. Une pression même assez légère provoque une assez vive sensibilité. La voix est rauque et rappelle assez bien le timbre de voix des goîtreux ; la trachée paraît un peu déviée; mais il n'en résulte aucun trouble notable dans la respiration. La déglutition n'est pas non plus sensiblement gênée.

Cette femme porte des traces non douteuses d'une syphilis constitutionnelle : on voit sur diverses parties du corps et particulièrement sur les jambes, des traces nombreuses d'anciennes tumeurs et ulcérations dont l'aspect est caractéristique. Elle a, en outre, des douleurs crâniennes, qui, bien qu'elles n'aient pas le caractère nocturne, n'en conservent pas moins leur valeur séméiologique. Enfin, elle se rappelle avoir eu, il y a quelques années, une éruption générale de roséole.

Le diagnostic de Nélaton est : tumeur syphilitique du muscle sterno-mastoïdien. Sous l'influence de l'iodure de potassium, la tumeur diminua considérablement.

PRONOSTIC

Le pronostic est grave parce que la syphilis musculaire annonce une altération profonde de l'organisme (Nélaton). Cette gravité varie du reste avec l'époque de la maladie. Au premier degré, la fibre musculaire est encore intacte, et la tumeur sous l'influence du traitement spécifique disparaît assez rapidement sans traces d'altération organique ni de gêne fonctionnelle persistante. Il n'en est pas toujours de même si la tumeur abandonnée à elle-même s'est ulcérée. Il peut se produire des désordres graves dans le muscle et comme résultat, son impuissance et une difformité irrémédiable. (Cas du malade de M. Gailleton.)

Néanmoins ces cas sont rares : dans toutes les observations, la syphilis du sterno-mastoïdien a été suivie de guérison ou d'une grande amélioration.

DIAGNOSTIC

Toutes les lésions que développe dans le muscle sterno-mastoïdien la syphilis tertiaire, qu'il s'agisse de myosite fibreuse ou de myosite gommeuse, paraissent sous la forme de véritables tumeurs. C'est donc avec la plupart des tumeurs de la région sterno-mastoïdienne ou des régions voisines qu'il faut chercher à établir un diagnostic différentiel.

Assurément, dans la majorité des cas, l'erreur est facilement évitée. Le malade est évidemment syphilitique ; il fait lui-même l'histoire de sa maladie ou porte encore des preuves non douteuses d'une intoxication syphilitique antérieure, exostoses, périostoses, cicatrice chancreuse persistante, cicatrice du fourreau, blanche au centre et pigmentée à la périphérie (Horand). D'autre part, il existe une tumeur du sterno-mastoïdien, tumeur ancienne déjà, dure dans toute son étendue, ou bien ramollie vers ses parties centrales. Une telle tumeur musculaire, développée chez un tel malade est sans doute de nature syphilitique. C'est à peu près l'histoire de tous les malades dont j'ai précédemment rapporté les observations. Cependant il est digne de remarque que si la nature de la tumeur sterno-mastoïdienne fut dès le début et facilement reconnue, le siège exact du néoplasme resta quelquefois douteux ou fut même méconnu : les tumeurs de l'extrémité inférieure du muscle ont été prises pour des adénopathies cervicales.

A quel signe reconnaître qu'une tumeur, une induration des parties latérales du cou occupant la région du sterno-mastoïdien, s'est développée dans la gaîne aponévrotique de ce muscle ? Depuis longtemps déjà, Bouisson et Nélaton ont donné comme caractère presque pathognomonique des tumeurs intra-musculaires et particulièrement des gommes, les alternatives de mobilité et d'immobilité que présentent ces tumeurs pendant le relâchement et la contraction du muscle. Or, ce caractère est sans doute facile à mettre en évidence dans les cas de tumeur du sterno-mastoïdien, muscle superficiel, saillant sous la peau dans toute son étendue et par conséquent très accessible à l'exploration. Lorsque le muscle se contracte, la tumeur qu'il renferme dans sa gaîne s'allonge légèrement, devient plus dure au toucher et surtout perd de sa mobilité : elle ne peut plus être déplacée dans le sens transversal, comme elle l'était auparavant (Nélaton). Pendant le relâchement, les limites du muscle sont plus indécises ; un ganglion cervical profond, saillant entre les deux faisceaux sternal et claviculaire peut paraître contenu dans la gaîne du muscle ; survienne une contraction, les deux chefs se redressent sous la peau, les bords antérieur et postérieur du corps charnu se tendent fortement, la tumeur extra-musculaire, ganglionnaire ou autre, s'efface, semble s'éloigner du muscle et conserve d'ailleurs le même degré de mobilité. Une erreur précisément inverse avait été faite au début dans l'observation 3. Une gomme du sterno-mastoïdien, développée entre les deux chefs sternal et claviculaire, fut prise par les élèves du service pour une tumeur ganglionnaire. Or, il fut aisé de constater que, pendant la contraction, la tumeur faisait tout à fait corps avec la masse charnue du muscle. Il n'en serait pas ainsi d'un ganglion cervical, même hypertrophié.

Bérard a fait connaître un autre caractère non moins important des tumeurs intra-musculaires : l'effacement plus ou moins complet de ces tumeurs au moment de la contraction. Pendant le relâchement la surface en est facilement explorée; dès que le muscle entre en activité, le néoplasme s'efface et semble se cacher derrière les bandes résistantes des couches musculaires les plus superficielles.

Il est peu de muscles où la recherche d'un tel caractère

soit aussi facile que dans le sterno-mastoïdien; et cependant ce signe paraît avoir été négligé dans la plupart des observations.

Deux particularités relevées dans ces mêmes observations sont très propres à éclairer à la fois sur le siège intra-musculaire et la nature syphilitique de ces tumeurs : qu'il s'agisse d'indurations fibreuses ou de gommes, le plus souvent ces masses néoplastiques occupent l'une ou l'autre extrémité du muscle sterno-mastoïdien, l'extrémité inférieure de préférence et le plus souvent aussi se continuent manifestement avec des masses analogues développées dans les os où s'insèrent les faisceaux musculaires. Dans la remarquable observation de Bouisson, les deux chefs sternaux droit et gauche considérablement tuméfiés venaient se perdre dans une tumeur syphilitique volumineuse de la poignée du sternum. Dans un autre cas, la gomme musculaire occupait l'extrémité claviculaire et se continuait aussi avec une périostose de la clavicule. Quelles lésions autres que des lésions syphilitiques pourraient affecter une telle disposition, atteindre à la fois l'extrémité du muscle et l'os sur lequel elle vient fixer ses insertions ? On peut à la rigueur concevoir qu'une lésion inflammatoire, une ostéite, développe une collection purulente qui s'insinue dans la gaîne du muscle; mais il s'agirait alors d'une tumeur liquide, contenant du pus dans une cavité à paroi plus ou moins épaisse; or les productions gommeuses de la syphilis ne suppurent pas avant la période d'ulcération et de réparation. On peut donc tenir dans la majorité des cas cette connexion d'une induration de l'une ou l'autre extrémité du muscle sterno-mastoïdien avec une tuméfaction du sternum ou de la clavicule pour un signe diagnostique d'une grande valeur.

Puisque, parmi les tumeurs extra-musculaires de la région sterno-mastoïdienne, c'est avec les adénopathies cervicales que les gommes ou les indurations syphilitiques du muscle sont le plus fréquemment confondues, il n'est pas inutile de rappeler quelques-uns des caractères propres aux tuméfactions ganglionnaires du cou. Ces engorgements peuvent être secondaires ou primitifs. Dans le premier cas, il ne saurait y avoir d'incertitude; on retrouve aisément la lésion dont l'adénopathie n'est qu'une conséquence : éruptions scrofuleuses du cuir chevelu, néoplasmes de la langue, du plancher de la bouche, etc.

Parmi les adénopathies primitives, constituant à elles seules toute la maladie, il convient particulièrement de citer, au point de vue du diagnostic différentiel, les adénites cervicales tuberculeuses ou scrofuleuses, les lymphadénomes et les lymphosarcomes, enfin les adénites syphilitiques tertiaires. Les engorgements tuberculeux ou scrofuleux ne s'observent guère que chez des sujets jeunes et présentant d'ailleurs les attributs extérieurs de la diathèse scrofuleuse; la tumeur est multilobulée ; les divers lobes en sont le plus souvent de consistance inégale ; les uns durs, les autres ramollis à des degrés divers : enfin, à la périphérie de la masse centrale, on trouve le plus souvent des ganglions isolés et roulant sous le doigt. Les tuméfactions néoplastiques ganglionnaires présentent des caractères fort analogues, au moins au début ; on sait combien est difficile, à cette période, le diagnostic différentiel de certaines adénites scrofuleuses et des sarcomes ou des lymphadénomes développés dans les ganglions cervicaux. (Société de chirurgie, 1872. Trélat, Panas, Verneuil.) Or, les signes précédemment indiqués feront aisément reconnaître que la tumeur est d'origine ganglionnaire et non musculaire. Après une période stationnaire qui peut durer plusieurs années, fréquemment ces tumeurs malignes prennent un développement rapide, atteignent à des proportions considérables et finissent par exercer une compression funeste sur la trachée, l'œsophage, les nerfs et les vaisseaux. Alors, il est difficile d'en reconnaitre exactement le point de départ; on peut croire à l'origine musculaire et même à la nature syphilitique d'une telle tumeur. Cette erreur fut sans doute commise dans trois ou quatre observations que rapporte Salomon : très probablement ces trois malades ont succombé non, comme le pense l'auteur, à des néoplasmes syphilitiques du muscle sterno-mastoïdien, mais bien plutôt à des sarcomes ou à des lymphadénomes des ganglions cervicaux. Il est vrai, témoin l'observation de Bouisson, qu'une tumeur même syphilitique du muscle sterno-mastoïdien peut acquérir des dimensions relativement considérables, comparables à celles d'un lymphadénome; mais le développement en est toujours beaucoup plus lent, exempt de ces poussées aiguës fréquentes dans la marche de la tumeur maligne; les phénomènes de compression y sont moins sérieux et moins durables; enfin la santé générale du malade reste satisfaisante et ne présente pas cette altération propre aux tumeurs malignes à marche rapidement envahissante.

Les gommes des ganglions en général sont fort rares et les ganglions superficiels en sont encore plus rarement atteints que les ganglions viscéraux. Aussi dans le cas d'une tumeur gommeuse de la région latérale du cou dont le siège paraît douteux, le point de départ musculaire doit être considéré comme le plus propable. Au reste cette question de localisation est évidemment secondaire, il suffit pour le pronostic et le traitement de reconnaître la nature syphilitique de la lésion.

Lorsque la gomme musculaire se ramollit et tend à l'ulcération, elle développe dans les tissus voisins, le tissu cellulaire sous-cutané et la peau un état inflammatoire qui rappelle plus ou moins le phlegmon de la région sterno-mastoïdienne, et lorsque l'ulcération est accomplie que sa surface suppure, il se produit parfois des décollements et des trajets fistuleux, comparables aux désordres que produisent dans la région sterno-mastoïdienne certaines suppurations ganglionnaires chroniques. Or l'ulcération de la gomme musculaire présente un aspect très caractéristique : elle est taillée à pic, le bord en est décollé et le fond, signe très important, longtemps recouvert d'une matière jaunâtre comme bourbillonneuse. Quant aux lésions inflammatoires de voisinage qui peuvent simuler un phlegmon simple subaigu, il est facile de voir qu'il s'agit là de lésions secondaires dont la cause est une tumeur musculaire que, aux caractères indiqués, on reconnaîtra pour une production gommeuse.

En résumé, variations très évidentes de la mobilité pendant les alternatives de contraction ou de relâchement, effacement plus ou moins complet pendant la contraction, siège constant à l'une des extrémités du muscle, connexion fréquente avec une tuméfaction osseuse ; tels sont les principaux caractères intrinsèques d'une tumeur syphilitique du sterno-mastoïdien. Cependant lorsque l'on a la certitude que la tumeur occupe bien le muscle, on ne peut affirmer aussitôt qu'il s'agit d'une production syphilitique. En effet certaines tuméfactions non syphilitiques peuvent se développer dans le sterno-mastoïdien : tels sont l'hématome traumatique, le phlegmon de la gaîne du muscle et surtout la myosite interstitielle des nouveau-nés. Après bien des recherches, je n'ai trouvé aucun exemple de tumeur érectile, de sarcome de cancer primitif du sterno-mastoïdien ; la thèse de M. Després[1] renferme une observation unique de tumeur qualifiée tubercules et due à Laënnec. Linhart[2] dit avoir vu un certain nombre d'abcès idiopathiques froids qui se développent dans les muscles sans phénomènes inflammatoires et qui peuvent se propager aux os s'ils sont développés dans le voisinage de l'insertion du muscle. Beaucoup d'auteurs révoquent en doute cette assertion, et pensent que ces abcès froids ne sont que des abcès gommeux ou des abcès tuberculeux. Dans tous les cas, je n'ai pu recueillir aucune observation d'abcès froid idiopathique du sterno mastoïdien. Mais on sait qu'une gomme musculaire à évolution très rapide peut suppurer (Bouisson). C'est ce qui arriva dans l'obs. II ; on incisa la tumeur sus-claviculaire qui était devenue fluctuante et il en sortit du pus louable. Admettons l'existence réelle des abcès décrits par Linhart, et supposons qu'il s'en développe un dans le sterno-mastoïdien, comment le distinguer d'une gomme ramollie ou suppurée ? Il ne faudra évidemment ne tenir compte que des antécédents et de la

[1] Després, Thèse d'agrégation, 1866. Addenda.
[2] Linhart, *Beitrag. zur Lehre von der kalten Abcessen*, 1859.

marche de l'affection, les caractères objectifs étant les mêmes.

Bayle[1] a vu un abcès du sterno-mastoïdien, suite de tubercules des ganglions cervicaux...

Mais tous ces faits sont rares et on ne les trouve discrètement disséminés dans les recueils périodiques qu'à titre de curiosités scientifiques. Aussi peut-on déjà tirer cette conclusion assurément très utile au diagnostic, c'est que de toutes les tumeurs du muscle sterno-mastoïdien, la plus fréquente de beaucoup, surtout s'il s'agit d'un adulte, c'est la tumeur syphilitique.

L'hématome n'est guère observé que chez l'enfant nouveau-né. *Brüge* cité par Blachez en a réuni plusieurs exemples. L'épanchement de sang dans la gaîne du sterno-mastoïdien est évidemment dû aux compressions, aux tractions que subit pendant l'accouchement la région cervicale, surtout si l'enfant se présente par le siège. Or une tumeur du muscle, développée dans de telles conditions ne saurait être méconnue pendant les premiers jours qui suivent l'accouchement. La tuméfaction est diffuse, molle, fluctuante, accompagnée d'une ecchymose souvent étendue.... Plus tard, le sang épanché s'enkyste dans une cavité à parois épaisses et dures, l'ecchymose disparaît, la fluctuation est obscure ou même peut complètement manquer. Sans doute une tumeur syphilitique peut présenter des caractères très analogues. Aussi faut-il compter pour établir ce diagnostic beaucoup plus sur l'appréciation des antécédents et de l'évolution antérieure de la tumeur, que sur l'état actuel. La gomme musculaire

[1] Bayle, *Journal de médecine*, t. X, p. 51.

reste pendant longtemps dure et se ramollit ensuite très lentement ; l'hématome, fluctuant au début, devient ensuite de plus en plus dur, et après résorption complète n'est plus représenté que par un petit noyau fibreux.

Quant au phlegmon de la gaîne du sterno-mastoïdien, il est facile d'après la marche des accidents de le distinguer d'une gomme du muscle en voie de ramollissement, d'ulcération et même de suppuration. L'évolution d'une myosite suppurée est toujours rapide ; les phénomènes inflammatoires sont plus marqués, il y a de la fièvre ; les mouvements sont extrêmement douloureux : le malade ne porte pas sur le corps de traces de syphilis et la lésion du cou coïncide souvent avec une manifestation rhumatismale du côté des surfaces articulaires. Aussi le contraste est-il frappant entre l'observation suivante de myosite suppurée et les observations de gommes du sterno-mastoïdien que j'ai rapportées plus haut.

Obs. IX. — Service de M. Ollier. Myosite supurée du sterno-mastoïdien droit.

Zoé, B., âgée de 21 ans, exerçant la profession de couturière, entre le 9 mai 1872 à l'Hôtel-Dieu (salle Sainte-Marguerite).

Elle s'est aperçue, il y a quelques jours, d'un gonflement douloureux occupant la région latérale droite du cou. La malade s'était exposée à la pluie et n'avait pas eu soin de changer de vêtements.

On constate du côté droit du cou une tuméfaction qui, bien que marquée surtout le long du sterno-mastoïdien, empiète un peu sur les régions parotidienne et sus-hyoïdienne. Le gonflement occupe bien le trajet du sterno-mastoïdien : ce muscle se dessine sous la peau, et lorsqu'on cherche à l'isoler avec les doigts, on trouve qu'il est contracturé sans avoir toutefois cette dureté de la myosite que Velpeau compare à celle du bois. La peau est soulevée et d'un rouge mat. La pression provoque de vives douleurs. Quant aux mouvements du cou qui, primitivement, étaient très douloureux, ils ne le sont presque plus.

Le 15 mai, la rougeur augmente et on perçoit de la fluctuation à la partie inférieure du muscle.

Le 18, ponction avec l'aspirateur de Dieulafoy. On retire un demi-verre de pus.

A partir de ce moment, le muscle s'indure, reste volumineux pendant quelque temps, puis s'atrophie. Les mouvements sont difficiles mais non douloureux ; la fistule fournit toujours un pus blanc jaunâtre. La nature de cette affection était évidemment rhumatismale, car après être sortie, la malade rentre de nouveau à l'Hôtel-Dieu pour une arthrite rhumatismale de l'épaule.

Guérison complète à partir du 2 juin.

TRAITEMENT

Le spécifique est l'iodure de potassium donné à doses progressives depuis un jusqu'à quatre et même six grammes.

Quand les malades n'ont pas subi de traitement antérieur, on peut prescrire concurremment à l'iodure de potassium à l'intérieur, des frictions d'onguent mercuriel. Il est bon aussi de tenter le mercure à l'intérieur.

II

MYOSITE INTERSTITIELLE DES NOUVEAU-NÉS

J'arrive à cette intéressante question de la myosite du nouveau-né. Voici comment se présente le plus souvent cette singulière affection. Deux ou trois semaines après la naissance les parents remarquent que la tête de l'enfant n'est point dans une rectitude parfaite ; le nouveau-né semble atteint de torticolis et cette déviation devient plus manifeste les jours suivants. En effet, la face est tournée vers une épaule et la tête inclinée vers l'autre. Il n'y a pas de douleur spontanée ; mais la palpation du cou et le redressement de la tête provoquent facilement des cris. Au reste pas de phénomènes inquiétants, pas de signes de compression; l'enfant respire et se nourrit bien; la santé générale est excellente. Ce n'est pas là un simple torticolis ; la palpation du cou fait aisément reconnaître l'existence d'une tuméfaction dans la région du sterno-mastoïdien. Cette tumeur n'est point un hématome, ni un abcès froid intra-musculaire ; elle n'est point davantage constituée par un chapelet ganglionnaire. Elle est rude, fibreuse, de consistance partout égale, ovoïde et souvent allongée en fuseau suivant la direction du muscle dont elle occupe la partie moyenne ; elle est mobile lorsque le muscle est dans le relâchement, beaucoup plus fixe pendant la contraction ; enfin la peau qui la recouvre reste intacte, mobile sur les parties profondes, ou bien présente seulement une très légère teinte érythémateuse.

Le plus souvent, la surface de la tumeur est lisse, régulière ; quelquefois elle est lobulée ou même envoie une sorte de prolongement induré dans le chef sternal du muscle. A tous ces caractères on ne saurait méconnaître une tumeur solide et développée dans la gaîne aponévrotique du sterno-mastoïdien.

L'évolution de ces indurations musculaires est toujours à peu près identique : elles restent un mois, deux mois stationnaires, se résorbent lentement et finissent par disparaître à peu près complètement.

On a pensé cependant (Delens) qu'elles pouvaient entraver le développement de la tête au point de provoquer l'asymétrie faciale.

Il est d'ailleurs très probable que certains torticolis chroniques dont l'origine obscure remonte à la première enfance, ne reconnaissent pas d'autre cause que cette induration fibreuse du sterno-mastoïdien particulière aux nouveau-nés.

Lorsque la tumeur, quelques mois après la naissance, a presque complètement disparu, il reste cependant un certain degré de rétraction du muscle dont la durée n'a pas été déterminée ; les enfants considérés comme guéris cessent d'être soumis à l'observation. Stromeyer avait déjà fait remarquer l'influence probable sur le développement du torticolis congénital de certains traumatismes des muscles sterno-mastoïdiens dus aux manœuvres d'un accouchement laborieux.

Les faits sont déjà nombreux et ils le seraient plus encore si dans certains cas l'affection légère et assez peu apparente n'avait pas passé inapercue. J'ai pu en rassembler plus de vingt. Voici l'indication sommaire des principales observations :

Obs. I (Wilks, *the Lancet*, 3 janvier 1862). — On trouve dans *the Lancet*, 3 janvier 1862, une note sur trois cas d'induration chronique du sterno-mastoïdien observés par le Dr Wilks, médecin de l'Infirmerie royale des enfants à Londres, chez des enfants très jeunes ou nouveau-nés. Le premier, âgé de sept semaines, présentait à la place du sterno-mastoïdien du côté droit une sorte de corde dure et tendue dont le bord interne était très saillant. On pouvait, en fléchissant la tête, facilement saïsir la tumeur entre les doigts, la mobiliser et constater qu'il s'agissait bien d'une induration du muscle et non d'un chapelet ganglionnaire. Grande amélioration sous l'influence du mercure et de l'iodure de potassium ; l'enfant cependant ne présentait aucune trace de syphilis.

La seconde malade, âgée de cinq semaines, portait depuis la naissance une tumeur dure du côté gauche du cou. La consistance en était presque ligneuse, analogue à celle d'un tissu fibreux très serré. Mêmes signes, d'ailleurs, que la précédente ; la localisation était la même. Même traitement et amélioration rapide.— L'affection s'était évidemment développée pendant la vie intra-utérine ; peut-être était-elle en rapport avec la présentation et l'attitude du fœtus dans le sein maternel. —Dans le troisième cas, il s'agissait d'un enfant de cinq semaines : l'amélioration fut aussi très prompte.

Obs. II. (Clarke, *med. Times and Gaz.* 1er février). — Un enfant de deux mois, présentait dans la région du cou une tumeur volumineuse qui paraissait logée dans l'épaisseur du muscle sterno-cléido-mastoïdien. Au dire de la mère, cette tumeur datait d'un mois et n'avait pas fait de progrès ; elle était apparue brusquement, disait-elle, le lendemain d'une chute causée par la négligence de la nourrice. La respiration était normale ; nulle trace de syphilis. On prescrivit des frictions avec une pommade à l'iodure de plomb. Deus mois après, l'enfant fut de nouveau examiné. Même volume de la tumeur, qui n'est ni rouge ni douloureuse. Quelques semaines auparavant, on avait noté sur les fesses une éruption rouge sèche qui avait persisté un mois et avait en partie disparu sans traitement. Il en restait encore assez cependant pour que M. Hutchinson pût croire à la syphilis. Quelques traces d'érythème au cou venaient à l'appui de ce diagnostic.

D'autre part, cet enfant était en très bon état ; la mère paraissait très saine ; elle n'avait jamais eu de fausse couche et en était à son premier enfant.

Obs. III. — *Induration du muscle sterno-mastoïdien; autopsie,* par Frédéric Taylor *(The Pathological Society, med. Times and Gaz.* 28 nov. 1874, II, p. 618. — L'enfant qui présentait cette induration du sterno-mastoïdien fut observé pour la première fois à l'âge de quatre semaines ; il présentait alors une éruption syphilitique en même temps que la tumeur du sterno-mastoïdien. La syphilis était hors de contestation chez les parents. Pendant que les manifestations syphilitiques s'amélioraient sous l'influence du traitement mercuriel, l'enfant mourut d'une broncho-pneumonie. Or, à l'autopsie, on sentit une masse nodulaire dure au-dessous de la peau, occupant la moitié inférieure du muscle et mobile sous la peau. A la dissection on constata que le muscle était complètement isolé des tissus voisins. L'extrémité sternale était surtout indurée, et l'induration, à l'œil nu, présentait les caractères du tissu musculaire seulement. Au microscope cependant, les parties les plus denses parurent formées presque entièrement de tissu fibreux blanc *(White fibrous tissue),* dont les éléments s'étendaient au delà des limites de l'induration, séparant et isolant les fibres musculaires.

Il y avait aussi un développement anormal de tissu fibreux dans la portion claviculaire du muscle. Dans aucun point on ne put découvrir d'éléments cellulaires jeunes ; tous étaient à l'état de fibrilles. Parmi les explications données sur l'origine de ces tumeurs, F. Taylor rappelle qu'on les a attribuées à une simple hypertrophie et à l'inflammation, et que récemment, Th. Smith a pensé qu'elles étaient dues à des violences au moment de l'accouchement ; d'autres les considèrent comme de nature syphilitique. Dans le cas présent, la syphilis était certaine, et l'enfant était venu par le siège, les mains relevées par-dessus la tête, mais la dissection n'a pas montré de traces d'hémorrhagies, ni d'adhérences autour du muscle, et l'examen microscopique ne concorde pas avec l'idée d'une lésion inflammatoire.

Obs. IV. — Dr Arnolt. *Saint-Thomas L'Hospital. Report*, 1874, p. 275. — Le docteur Arnolt a recueilli huit observations de tumeurs du muscle sterno-mastoïdien chez des enfants dont le plus âgé avait huit mois. On remarque par hasard un peu de rigidité du cou ; alors on trouve dans le muscle une tumeur variant du volume d'une amande à celui de tout le muscle. La consistance est ferme et dure, la situation est évidemment dans la gaîne du muscle ; il n'y a jamais de douleur, la peau est saine et on ne constate jamais de tendance, ni à l'augmentation ni à la suppuration. Pas trace de syphilis.

Obs. V.— Blachez et Planteau, *Gaz. hebd.* 1876. — Trois enfants sont présentés presque simultanément à la consultation portant sur le côté droit du cou dans l'épaisseur du sterno-mastoïdien une tumeur dure, élastique, ovoïde, non fluctuante, peu douloureuse, du volume d'un petit œuf de pigeon. Ces tumeurs ne sont constatées par les parents que deux ou trois semaines après la naissance. Leur attention est attirée par une inclinaison de la tête vers l'épaule droite, avec rotation de la face vers l'autre épaule. La peau est de couleur normale ou légèrement rosée. En soulevant le menton, on constate mieux la forme de la tumeur qui a l'aspect d'un fuseau renflé. Chez un des enfants, le muscle présentait au début quelques bosselures à sa partie moyenne. Lorsque le muscle est tendu, la tumeur est immobile : elle est au contraire légèrement mobile quand le muscle est dans le relâchement.

Le sterno-mastoïdien est complètement induré à sa partie moyenne. En bas, c'est sur le faisceau sternal que se manifeste surtout l'induration. La peau n'a aucune adhérence avec la tumeur et n'est pas enflammée. La douleur spontanée est nulle et les mouvements du cou paraissent peu gênés. Mais l'enfant crie quand on presse sur la tumeur ou quand on tend le muscle. Cette douleur est surtout marquée dans les premiers jours.

Il est difficile de redresser la tête complètement, son inclinaison à droite avec rotation de la face à gauche montre que le faisceau sternal est principalement intéressé. Aucun de ces enfants n'est suspect de syphilis. Deux d'entre eux sont remarquables par leur fraîcheur et leur bonne santé.

Ces trois enfants sont nés en présentation de siège. L'extraction de la tête a duré une demi-heure chez le premier; chez les autres elle a également nécessité de longues et énergiques tractions. Le second était en état de mort apparente au moment de l'accouchement. La tumeur ne s'est pas montrée dans les premiers jours de la vie : ce n'est qu'au bout de 15 jours ou de 3 semaines qu'elle s'est manifestée. Nous n'avons pas pu avoir de renseignements exacts sur la position de la tête.

Le traitement consiste en frictions avec de l'onguent napolitain et de l'extrait de belladone. Résolution au bout de deux ou trois mois.

De quelle nature est cette étrange lésion du muscle sterno-mastoïdien? En parcourant les observations que je viens de citer, on a déjà pu voir que parmi les auteurs les uns regardent cette tuméfaction comme une manifestation non douteuse de la syphilis héréditaire, les autres au contraire comme la conséquence des tiraillements des contusions que peut éprouver le muscle dans un accouchement laborieux.

C'est à cette opinion que se range M. Planteau, dans le mémoire dont M. Blachez a donné l'analyse dans la *Gazette hebdomadaire*. Les tumeurs qu'il a observées siégeaient toutes dans le sterno-mastoïdien droit, et tous les enfants avaient été expulsés en présentation de siège. L'auteur fait encore remarquer qu'il n'existait de traces de syphilis ni chez le nouveau-né ni chez les parents, ou les autres enfants. Aussi n'hésite-t-il pas à conclure qu'il ne s'agit point là d'une manifestation de la syphilis héréditaire, mais bien d'une myosite interstitielle provoquée par le traumatisme de l'accouchement. Lorsque l'enfant vient par le siège, le dégagement de la tête est le temps le plus difficile et le plus périlleux. Des tractions exagérées tiraillent plus ou moins violemment les muscles du cou, et particulièrement les muscles sterno-mastoïdiens : or ce traumatisme explique suffisamment l'inflammation consécutive du muscle lésé. Le sterno-mastoïdien droit est le plus fréquemment atteint, parce que dans le dégagement habituel de la tête, la face regardant l'excavation sacrée, et l'accoucheur se servant de l'index de la main droite pour abaisser le menton, c'est sur le côté droit du cou que portent de préférence les efforts de traction. La tuméfaction n'est devenue manifeste que plusieurs jours après la naissance, quinze le plus souvent, précisément parce qu'il s'agit d'une myosite à marche subaiguë et non d'un hématome. Enfin, ces tumeurs existent sans autre manifestation évidente d'une intoxication syphilitique, elles disparaissent spontanément ou à la suite d'un traitement nullement spécifique. Il est donc démontré que cette lésion du sterno-mastoïdien n'est point de nature syphilitique, et nulle explication n'est plus satisfaisante que celle qui la considère comme une myosite fibreuse d'origine traumatique.

Telle est en résumé la thèse que soutiennent MM. Blachez et Planteau. En ce qui concerne leurs observations personnelles elle est inattaquable. La même interprétation convient également à plusieurs faits rapportés par les auteurs anglais ; tels sont ceux de Wilks, de Thomas Smith, d'Arnolt. Toutes ces tumeurs ont en effet guéri spontanément ou à peu près et n'étaient point accompagnées des manifestations habituelles de la syphilis héréditaire.

Mais la question est précisément de savoir si toutes

les tumeurs du sterno-mastoïdien présentant des caractères analogues, sont indirectement et simplement des myosites traumatiques, ou bien si quelques-unes au moins sont réellement des productions syphilitiques. Or dans plusieurs des observations précédentes, la syphilis héréditaire n'était pas contestable. Le petit malade de Clarke portait sur les fesses et les membres inférieurs une éruption que Hutchinson a qualifiée syphilitique. Une éruption analogue, également reconnue pour une syphilide, existait aussi dans le cas de Taylor ; l'enfant mourut de broncho-pneumonie, le sterno-mastoïdien malade fut examiné et l'auteur conclut que cet examen ne concorde pas avec l'idée d'une lésion de nature inflammatoire vulgaire. S'agissait-il de la myosite fibreuse syphilitique de Virchow ?

Enfin de deux tumeurs du sterno-mastoïdien observées par Bryant et Holmes, l'une accompagnait une syphilis congénitale non douteuse. (Follin.)

Assurément ce n'est pas sur les caractères objectifs de la tumeur qu'il faut beaucoup compter pour en établir la nature syphilitique ou simplement inflammatoire : la forme, la consistance, la mobilité, le volume de l'induration sont dans les deux cas à peu près identiques. Peut-être le siège de la tuméfaction n'est-il point toujours exactement le même ; dans les trois observations de M. Plan teau où l'origine traumatique de la myosite interstitielle est indiscutable, c'est la partie moyenne du sterno-mastoïdien qui est surtout atteinte. C'est au contraire l'extrémité inférieure, le chef sternal dans le fait de Taylor où l'auteur croit à l'existence de l'intoxication syphilitique. — Or, chez l'adulte, nous avons noté précédemment la prédilection marquée de lésions syphilitiques pour l'extrémité inférieure du sterno-mastoïdien.

Ce signe n'a sans doute qu'une valeur très secondaire. La coexistence de manifestations certaines de la syphilis congénitale reste le seul caractère important sur lequel on puisse le fonder pour établir la nature syphilitique de l'affection. En effet, il n'y a pas de raison sérieuse pour exclure les lésions musculaires du cadre des manifestations de la syphilis congénitale. Il est vrai que la plupart des auteurs n'y insistent guère ; cependant, comme dans les autopsies, on ne se préoccupe guère de l'état du système musculaire chez les nouveau-nés syphilitiques, il y a lieu de penser que ce système n'est pas toujours exempt d'altérations (Lancereaux).

Nous pourrions donc résumer ainsi la discussion. Les tumeurs dures, fibreuses du muscle sterno-mastoïdien chez le nouveau-né sont le plus souvent des inflammations provoquées par le tiraillement du muscle pendant l'accouchement. Cependant quelques-unes de ces tumeurs sont très probablement syphilitiques. Si l'enfant, outre la tuméfaction sterno-mastoïdienne, porte une éruption spécifique, si la tumeur est à gauche et que l'accouchement ait eu lieu en tout autre présentation que celle du siège, il n'y a aucune raison pour ne pas admettre la nature syphilitique de cette tumeur intra-musculaire.

FIN

LYON, — IMP. PITRAT AINÉ, RUE GENTIL, 4.

www.ingramcontent.com/pod-product-compliance
Ingram Content Group UK Ltd.
Pitfield, Milton Keynes, MK11 3LW, UK
UKHW020433230726
13925UKWH00004B/1711

9 782014 059076